# DIE ARTERIEN

DER

# MENSCHLICHEN HAUT.

DREIZEHN STEREOSKOPISCHE TAFELN,

NACH PHOTOGRAPHIEN EIGENER PRÄPARATE IN KUPFERDRUCK

HERAUSGEGEBEN

VON

DR. MED. WERNER SPALTEHOLZ,

A. O. PROFESSOR AN DER UNIVERSITÄT LEIPZIG.

LEIPZIG,

VERLAG VON VEIT & COMP.

1895.

Die Kosten der Arbeit wurden zum Theil durch eine Beihülfe aus der Albrechtstiftung gedeckt.

Druck von Metzger & Wittig in Leipzig.

# VORWORT.

Der Wunsch, meine Präparate über die Gefässvertheilung der Haut durch eine grössere Reihe von Bildern in möglichst plastischer und einwandsfreier Weise einem weiteren Kreise zugänglich zu machen, führte mich zu dem Plane, nach denselben Photogramme in vergrössertem Maassstabe herzustellen. Da die Aufnahmen nach den Regeln des stereoskopischen Sehens erfolgt sind, müssen die im Wege der Kupferätzung reproducirten Photogramme, um den gewünschten Eindruck hervorzurufen, auch durch ein Stereoskop betrachtet werden.

Die Bilder sollen gewissermaassen Ergänzung und Beweisstücke zu meiner im gleichen Verlag erschienenen Arbeit (Die Vertheilung der Blutgefässe in der Haut. Arch. für Anatomie u. Physiologie 1893, Anat. Abth., auch separat erschienen unter gleichem Titel bei

VEIT & COMP., Leipzig) sein, deren an und für sich gelungene lithographische Tafeln in Farbendruck immerhin nicht den gewünschten körperlichen Eindruck machen.

Vorläufig kommt eine Reihe von 13 Bildern zur Veröffentlichung; eine Fortsetzung und Erweiterung derselben für später wird von der Aufnahme dieser ersten abhängen.

Die Aufnahmen wurden in dem Atelier der anatomischen Anstalt zu Leipzig mit deren Apparaten ausgeführt. Es ist mir ein Bedürfniss, Herrn Geh. Rath HIS für die bereitwillige Ueberlassung derselben auch hier bestens zu danken.

Die technischen Schwierigkeiten bei der Aufnahme der Photographien waren ganz bedeutende, nur durch die grosse Sachkenntniss und aufopfernde, unermüdliche Thätigkeit des hiesigen Photographen Herrn E. SCHLEICHER, dem ich an dieser Stelle meinen herzlichsten Dank ausspreche, konnten sie befriedigend überwunden werden.

Die Reproductionen sind von der Firma RICHARD PAULUSSEN in Wien V, Margarethenhof, ausgeführt.

Leipzig, im Herbst 1894.

**W. S.**

Die Herstellung von vergrösserten stereoskopisch-photographischen Aufnahmen anatomischer Präparate ist bisher nur verhältnissmässig selten geübt worden. Ausser denjenigen, die dieses Verfahren zuerst anwandten und ausbildeten (ich nenne hier nur v. BABO, BENECKE, FRITSCH, MOITESSIER), haben eigentlich nur verschwindend Wenige damit gearbeitet, obwohl schon die früher erhaltenen Resultate zur Nachahmung hätten ermuntern sollen. Den Gründen für diese auffallende Thatsache genauer nachzugehen, ist hier nicht meine Absicht, jedenfalls liegen sie zum Theil in den heute auf anatomischen Gebieten vorherrschenden Richtungen; denn dass es an geeigneten Gegenständen gefehlt hätte, wird wohl Niemand behaupten wollen.

Der erste Theil der Aufgabe, die ich mir gestellt hatte, bestand darin, nur schwächste Vergrösserungen anzuwenden, um einen genügend grossen Theil des Präparates auf dem Bild zu erhalten. Deshalb wurde eine gewöhnliche Camera vertikal gestellt und ein STEINHEIL'scher Aplanat von 23 Linien benutzt; zu den Aufnahmen bei sechsfacher Vergrösserung (Taf. 12) diente ein Euryskop Nr. 2 von VOIGTLAENDER & SOHN in Braunschweig. Fig. 1 giebt die Aufstellung deutlich wieder. Die besonderen Schwierigkeiten, welche nun zu überwinden waren, lagen 1. in der Grösse der Präparate, 2. in den Farben der Präparate, 3. in ihrer Dicke und 4. darin, dass wir kein gleichmässiges künstliches Licht zur Verfügung hatten.

Wegen der Grösse der Präparate und der wechselnden Dicke derselben liess ich von Herrn Mechaniker PETZOLD, hier, Bayerische Strasse, eine Wippe in den entsprechenden Dimensionen anfertigen. Diese Wippe (Fig. 2) besteht aus zwei massiven gusseisernen Füssen *AA*, die durch zwei rundgeschliffene, 60 cm lange Eisenstäbe *BB* fest mit einander verbunden sind. Verschiebbar auf diesen sind zwei Messingsäulen *CC* angebracht, deren oberes Ende ein um einen Zapfen drehbares Schlittenlager aus Messing *DD* enthält. In diesem gleitet, durch Drehung der Flügelschrauben *EE* bewegt, der Schlitten *F* auf und nieder und mit ihm zugleich eine Schiene und Klammer zum Festhalten der Präparatenplatte. Die

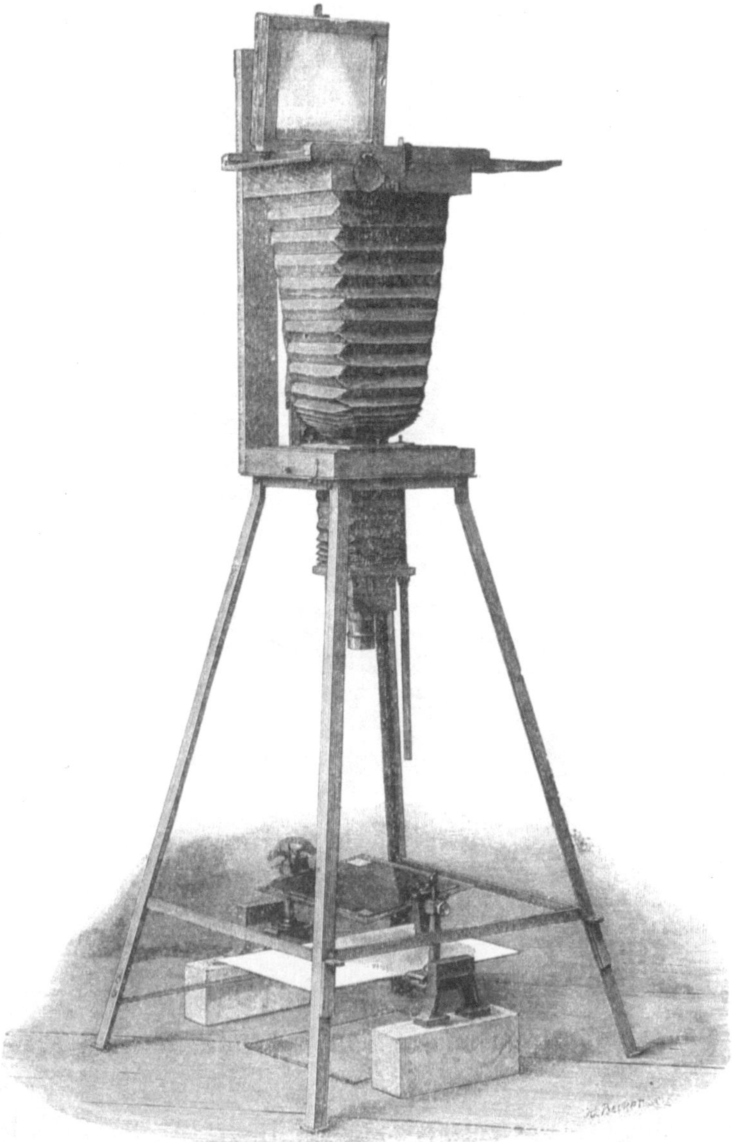

Fig. 1.

Zapfen in den Säulen *CC* liegen in gleicher Höhe, und die unveränderliche Lage ihrer Axen ist an den Schlittenlagern durch einen (rechts und links neben *F* sichtbaren) Strich angedeutet. Soll, wie es für exacte stereoskopische Aufnahmen notwendig ist, die Drehung des Präparates um eine Axe stattfinden, die durch die obere Grenzfläche desselben geht, so

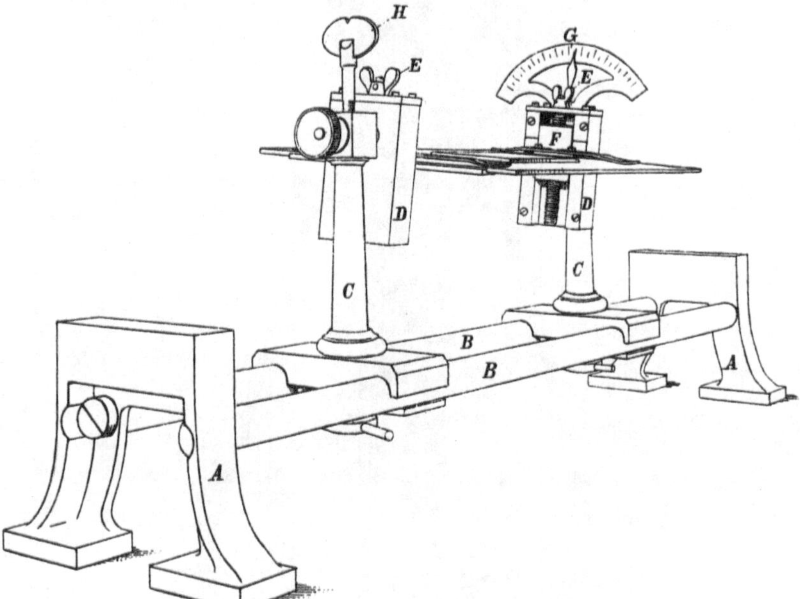


Fig. 2.

müssen die Schlitten *F* so eingestellt werden, dass die erwähnten Marken in der Höhe der unteren Fläche des Deckglases liegen.[1] An der einen Säule *C* ist ein Messingbogen mit Gradeintheilung unbeweglich

[1] Auf Fig. 2 ist das Präparat nicht in dieser Stellung, sondern tiefer gesenkt dargestellt, um die Striche neben *F* erkennbar zu machen.

angebracht, dessen 0-Punkt an der höchsten Erhebung liegt; an dem betreffenden Schlittenlager befindet sich ein mit diesem beweglicher Zeiger *G*. Die Schraube *H* dient dazu, das Schlittenlager und das eingespannte Präparat in jeder beliebigen schrägen Stellung festzustellen.

Für die Aufnahme wurde nun die Wippe mit dem richtig (siehe oben) eingespannten Präparat auf zwei gleichhohe Marmorklötze möglichst unter der Mitte des Apparates aufgestellt (siehe Fig. 1), der Zeiger *G* auf 0 gerichtet und an ihm locker ein Faden befestigt, der in einen über der Mitte von *H* angebrachten Einschnitt gelegt und in dieser Stellung durch ein angehängtes Gewicht festgehalten wurde. Dann controlirten wir an der matten Einstellscheibe der Camera, ob das Bild des Fadens sich mit einer die Scheibe halbirenden eingeritzten Geraden deckte und verrückten eventuell die Wippe so lange, bis letzteres eintrat. Daraufhin wurde nach Entfernung des Fadens das Präparat mit der Wasserwage so eingestellt, dass die Oberfläche des Deckglases genau horizontal war, die Stellung des Zeigers *G* bei dieser Ausgangslage notirt und von ihr aus das Präparat nach jeder der beiden Seiten um gleichviel Grade gedreht. Wir machten die zusammengehörigen Aufnahmen jedesmal auf ein und derselben Platte (13:18 cm) und benutzten eine für diese Zwecke mit besonderen Marken versehene Cassette. Wenn man dabei nur genau darauf achtet, dass während der Exposition der linken Hälfte der Platte das Präparat links gesenkt ist (wie auf Fig. 1 dargestellt) und umgekehrt, so ist die Stellung der Bilder auf der Platte die für den correkten stereoskopischen Effect richtige. Für gewöhnlich senkten wir das Präparat je um $5^0$ nach jeder Seite, nur bei der stärkeren Vergrösserung für Taf. 12 um $3^0$. So haben wir die stereoskopische Tiefenwirkung überall etwas vergrössert, aber stets in dem gleichen Maasse.

Je genauer die einzelnen Einstellungen gemacht waren, desto besser war auch unter sonst gleichen Verhältnissen die stereoskopische Wirkung. Bisweilen wurden wir schon aus Mängeln in der letzteren darauf geführt, die Einstellung von Neuem zu prüfen und fanden dann auch meistens, dass Versehen vorgekommen waren. So hat sich mir die Ueberzeugung gebildet, dass wir beste stereoskopische Aufnahmen nur mit besten Apparaten und exactesten Einstellungen zu erwarten haben, dann aber voraussichtlich noch bessere Resultate als bisher erreichen werden.

Die Farben der Präparate, das Vorherrschen der gelbbraunen Töne erforderte die Anwendung farbenempfindlicher Platten und eines Lichtfilters. Erstere waren orthochromatische Platten von Dr. Schleussner in Frankfurt a. M.; als Filter benutzten wir das Zettnow'sche (Centralblatt für Bakteriol. u. Parasitenk. Bd. IV. S. 81, citirt nach Neuhauss, Lehrbuch der Mikrophotographie), nur machte uns die Nothwendigkeit, dasselbe horizontal zu stellen und eine für diesen Zweck gut schliessende Glascuvette zu erhalten, grosse Schwierigkeit. Nach vielen vergeblichen Versuchen

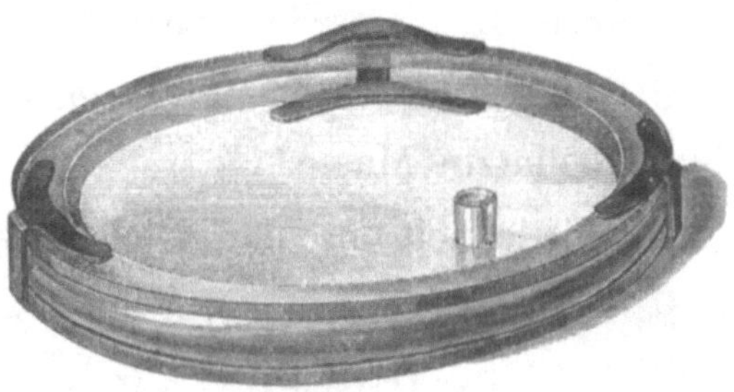

Fig. 3.

mit verschiedenen Kittmassen (auch mit Emaille) kam ich dazu, von diesen ganz abzusehen und liess von Herrn Glasschleifer Stender, hier, einen dicken Glasring von 10 cm Durchmesser im Lichten bis auf 1 cm Höhe sorgfältig abschleifen und zwei Spiegelglasplatten gut darauf passen (Fig. 3). Zwischen Ring und Platten kommt möglichst wenig der zum Einschmieren der Hähne u. s. w. benutzten Masse (Vaseline und Wachs zu gleichen Theilen zusammengeschmolzen). Zum Schluss werden drei starke Klammern von der Seite her über den Rand der

Glasplatten geschoben. Die eine der Glasplatten ist nahe dem Rand durchbohrt und trägt dort ein eingekittetes Röhrchen. Dieses dient zur Füllung der Cuvette mit einer Spritze oder dergl. und kann durch ein kleines Gummihütchen verschlossen werden. Hat man die Cuvette sorgfältig bis zum Rand gefüllt, so kann man sie ohne Gefahr beliebig drehen und wenden. Der Verschluss ist so sicher, dass keine Flüssigkeit herausläuft; ausserdem verändert sich auch bei längerem Gebrauche weder die Lösung noch die zum Einfetten benutzte Masse.

Die Verschiedenheit in der Dicke und in der Durchsichtigkeit der Präparate verursachte eine grosse Verschiedenheit in der Expositionszeit, die für jedes Präparat und manchmal sogar für jede Stelle ausprobirt werden musste. Bei den dunkelsten Präparaten (Taf. 7) waren wir gezwungen, bis auf vier Stunden Expositionszeit für jede Aufnahme, also acht Stunden für eine Platte zu gehen. Dabei musste mit peinlichster Sorgfalt jedes fremde Licht abgeblendet werden, namentlich musste auch durch ein mit Tüchern umwundenes Gestell zwischen Präparat und Apparat dafür gesorgt werden, dass nur Licht von unten hereinkam. Als Reflectoren wurden Milchglasscheiben am besten befunden, unter diese aber noch eine Spiegelglasscheibe gelegt. Die Ungleichheit in der

Stärke des Tageslichtes bei so langen Expositionszeiten bot ebenfalls manche Schwierigkeit; nicht selten erschienen die Bilder einer Platte von ungleicher Stärke. Bei der Uebertragung auf die Kupferplatten sind diese Ungleichheiten möglichst ausgeglichen worden; sonst ist aber jede Retouche der Platten oder Bilder peinlichst vermieden. Etwaige Flecken auf den Bildern bitte ich auf Mängel der Originalpräparate zu schieben. Auch sonst sind leider nicht alle Bilder gleichwerthig; eine erneute Aufnahme des einen oder anderen Bildes war aber zu meinem Bedauern nicht möglich.

Die sämmtlichen Photographien stammen direct von meinen Arterienpräparaten, bei denen nach Injection der Arterien mit Ultramarinleim die Haut mitsammt dem Fett und der Fascie in grossen Stücken zwischen grossen Glasplatten in Canadabalsam eingebettet wurde. (Näheres darüber in meiner in dem Vorwort citirten Arbeit S. 2—4.) Man sieht dabei stets von der Epidermisseite auf die Haut und sieht in der mehr oder weniger durchsichtigen Haut die Arterien als dunkle Stränge hinziehen. Die Venen sind nicht injicirt und daher im Allgemeinen nicht sichtbar. Die Originalpräparate sind sehr verschieden dick; daher namentlich ist auch die stereoskopische Wirkung eine verschiedene; entschieden besser bei den dicken, weniger gut bei den dünnen Präparaten. Für die Betrachtung der Bilder unter dem Stereoskop möchte ich bemerken, dass man die beste Wirkung erzielt, wenn man kein grelles Licht in den Apparat fallen lässt.

In Betreff der näheren Erklärung der einzelnen Bilder muss ich auf meine mehrerwähnte Arbeit verweisen und füge nur der Aufzählung der Tafeln jeweilig die Zahl der Seite bei, auf die sich die betreffende Tafel bezieht, sowie die Angabe der entsprechenden Abbildung.

# TAFEL-ERKLÄRUNG.

**Tafel I.**

Glutaealregion, erwachsener Mensch. Vergrösserung 1·4 : 1. S. 7 und Tafel I. Fig. 1.

**Tafel 2.**

Unterschenkel, erwachsener Mensch. Vergrösserung 1·2 : 1. S. 11 und Tafel II. Fig. 5.

**Tafel 3.**

Bauchgegend, erwachsener Mensch. Vergrösserung 1·4 : 1. S. 11 und Tafel I. Fig. 2.

**Tafel 4.**

Lumbalregion, erwachsener Mensch. Vergrösserung 1·4 : 1. S. 12.

**Tafel 5.**

Vorderarm, erwachsener Mensch. Vergrösserung 1·2 : 1. S. 12 und Tafel II. Fig. 6.

Der blassere breite Streifen in der Tiefe ist eine Vene.

### Tafel 6.

Haut über der Kniescheibe, erwachsener Mensch. Vergrösserung 1·4:1. S. 12 oben.

### Tafel 7.

Fusssohle, Fersengegend, erwachsener Mensch. Vergrösserung 1·4:1.

### Tafel 8.

Fusssohle, Mitte, erwachsener Mensch. Vergrösserung 1·4:1.

### Tafel 9.

Fusssohle, Zehenballen, erwachsener Mensch. Vergrösserung 1·4:1.

Zur genaueren Erläuterung der Stellen, von denen Tafel 7, 8 und 9 genommen sind, dient nebenstehende Skizze (Fig. 4), in der die Lage der betreffenden Stellen zu der ganzen Fusssohle genau eingetragen ist. Die Unterschrift unter den Tafeln ist so angebracht, dass bei aufrechter Stellung derselben jeweilig der am Präparat fersenwärts gerichtete Abschnitt nach unten, der zehenwärts gerichtete nach oben sieht. Zur Erklärung vergl. S. 8 und Tafel III. Fig. 9.

### Tafel 10.

Fusssohle, neugeborner Mensch. Vergrösserung 1·4:1.

Zur Erläuterung dient beifolgende Skizze (Fig. 5), in der das abgebildete Feld umrandet ist. Der nach

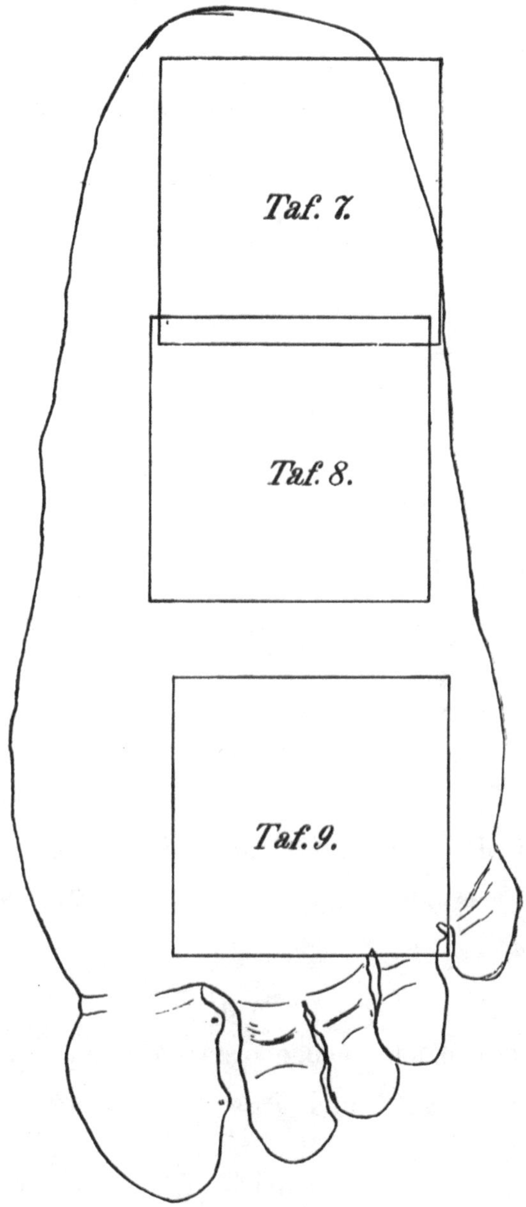


Fig. 4.

rechts gerichtete freie Rand des Präparates entspricht also dem inneren Fussrand; links ist ein Stück der umgeklappten Haut des Fussrückens sichtbar. Man

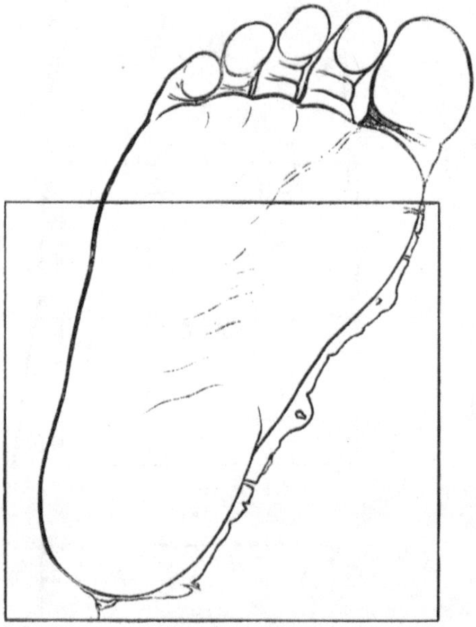

Fig. 5.

achte auf die grössere Dichte der Gefässe an Ferse, äusserem Fussrand und Zehenballen. Zur Erklärung vergl. S. 41.

### Tafel 11.

Glutaealregion, neugeborner Mensch. Vergrösserung 1·4 : 1. S. 41 und Tafel VI. Fig. 19.

### Tafel 12.

Fusssohle, Mitte des äusseren Fussrandes, erwachsener Mensch. Vergrösserung 6 : 1.

An dem Originalpräparat ist die Cutis ziemlich in ihrer ganzen Dicke durch einen der Oberfläche parallelen Schnitt abgetrennt, so dass das an der Grenze zwischen Cutis und subcutanem Fett gelegene cutane Netz nur theilweise (in der Tiefe) auf dem Präparat sichtbar ist. Die zur Injection angewandte gröbere Masse (Ultramarinleim) hat die Anastomosen des subpapillären Netzes nur theilweise gefüllt, so dass deren Zahl nicht nach dem Präparat beurtheilt werden darf; dagegen sind die vorcapillären Arterienästchen, die eine Strecke weit in der Richtung der Hautriffen verlaufen, gut gefüllt und lassen die sonst nicht sichtbare Anordnung der Riffen deutlich erkennen. Jede Riffe enthält zwei parallele Reihen solcher Aestchen. Genaueres darüber vergl. S. 14—18 und Tafel II. Fig. 7, Tafel IV. Fig. 11 und Tafel V. Figg. 16 und 17.

**Tafel 13.**

Glutaealregion, Hund. Vergrösserung 1·4:1.

Das Originalpräparat ist in gleicher Weise hergestellt wie die vorhergehenden. Genaueres darüber vergl. S. 46 und Tafel VI. Fig. 20.

---

Taf. 1.

Glutaealregion, Mensch.

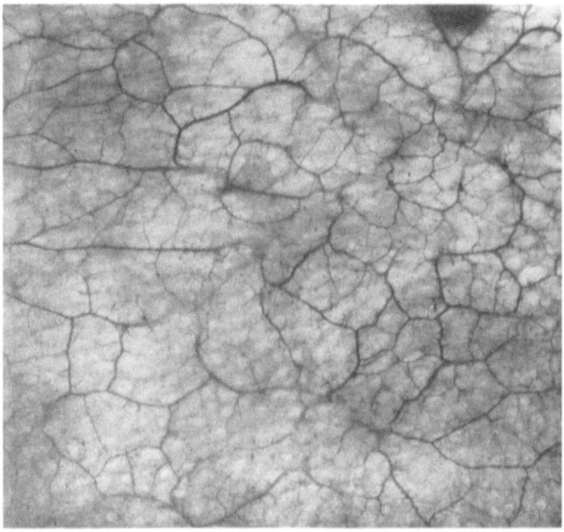

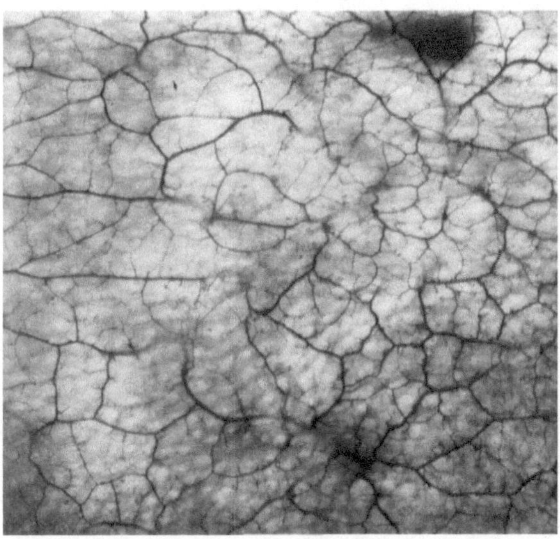

Verlag Veit & Comp., Leipzig.

Taf. 2.

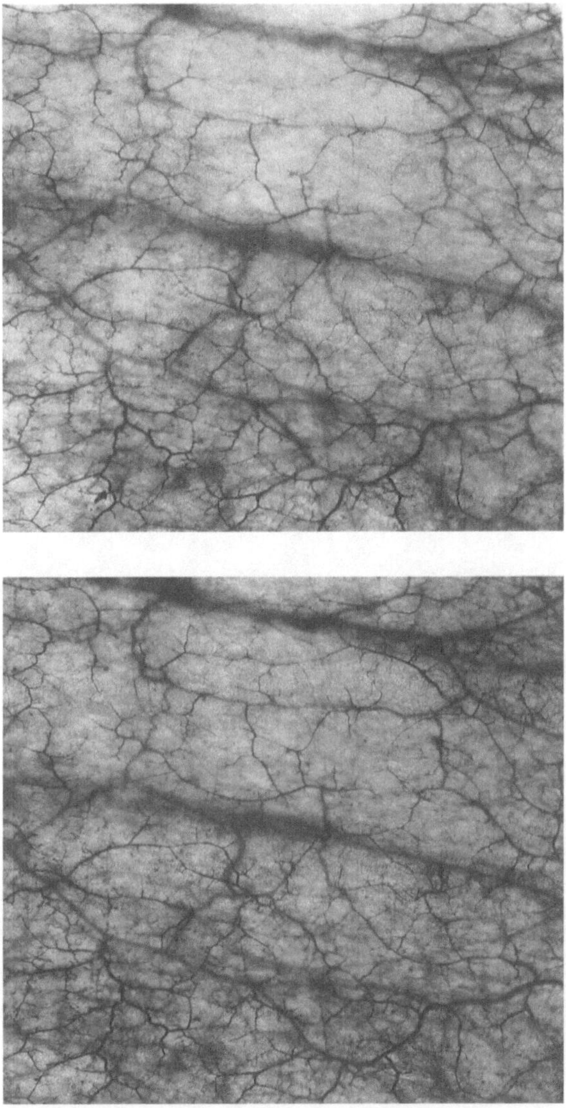

Unterschenkel, Mensch.

Verlag Veit & Comp., Leipzig

Taf. 3.

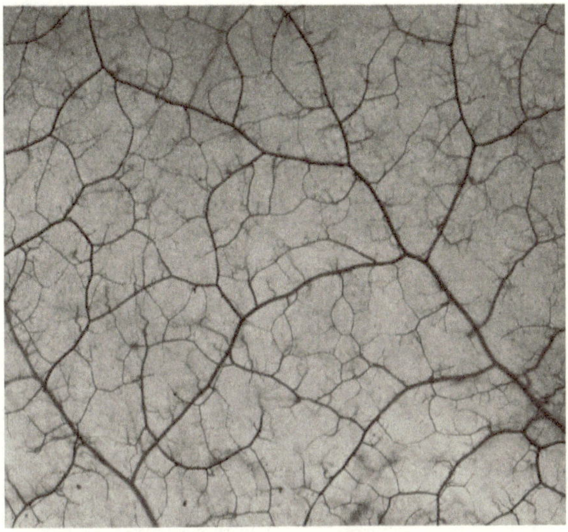

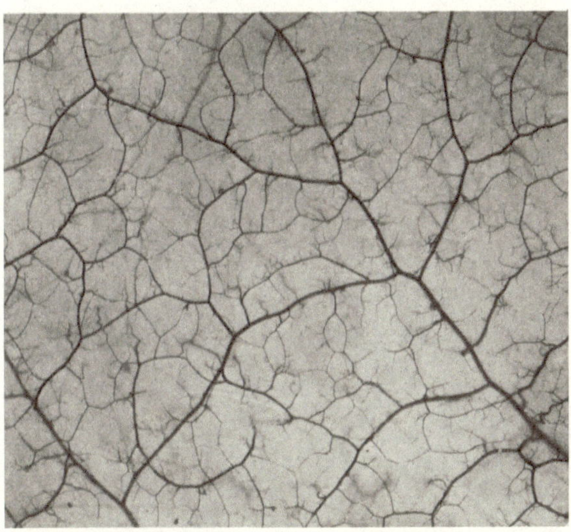

Bauchgegend, Mensch.

Verlag Veit & Comp. Leipzig.

Taf. 4.

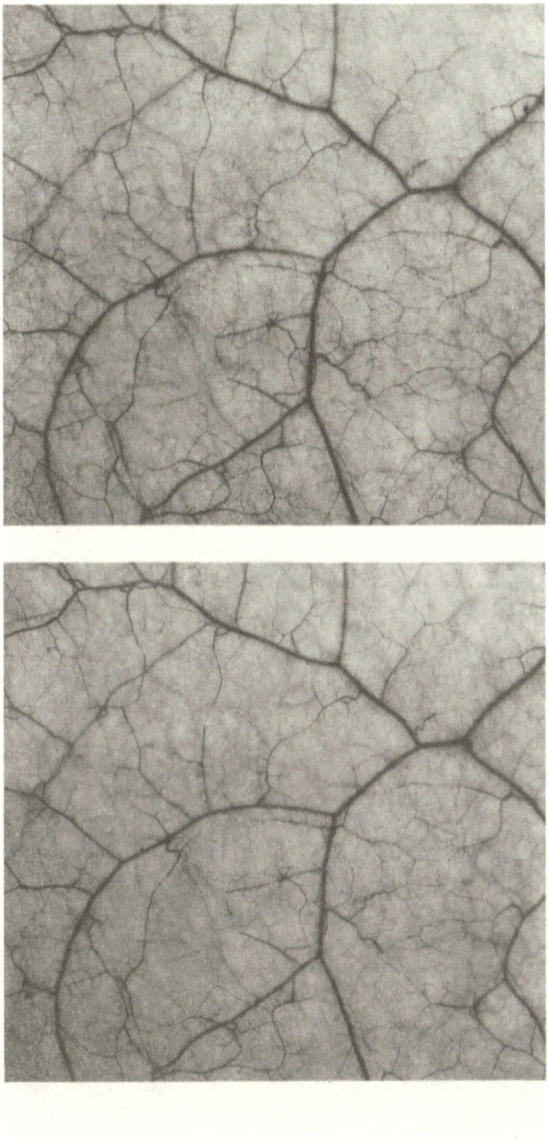

*Lumbalregion, Mensch.*

Verlag Veit & Comp., Leipzig.

Taf. 5.

Vorderarm, Mensch.

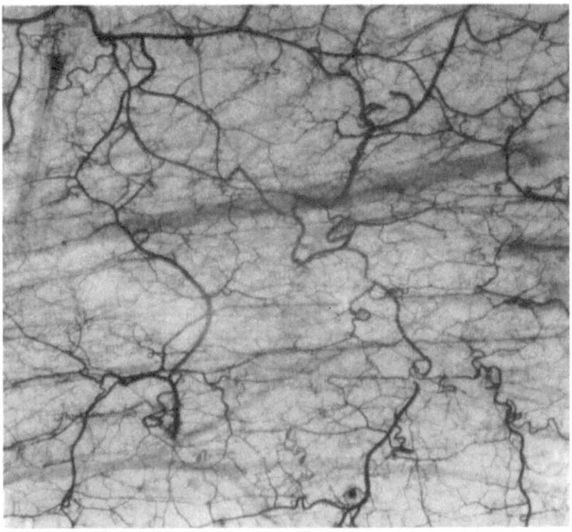

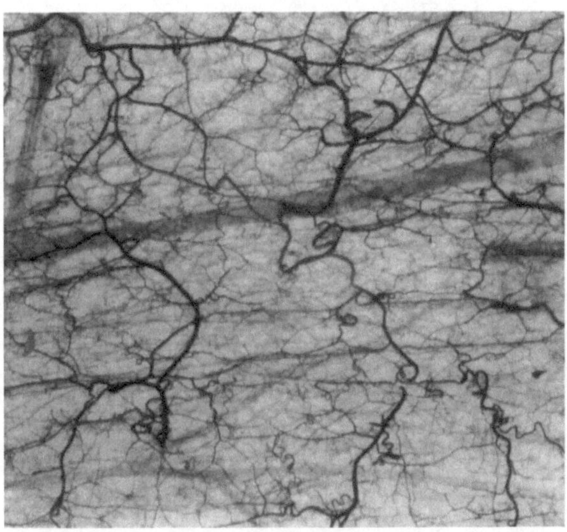

Verlag Veit & Comp, Leipzig.

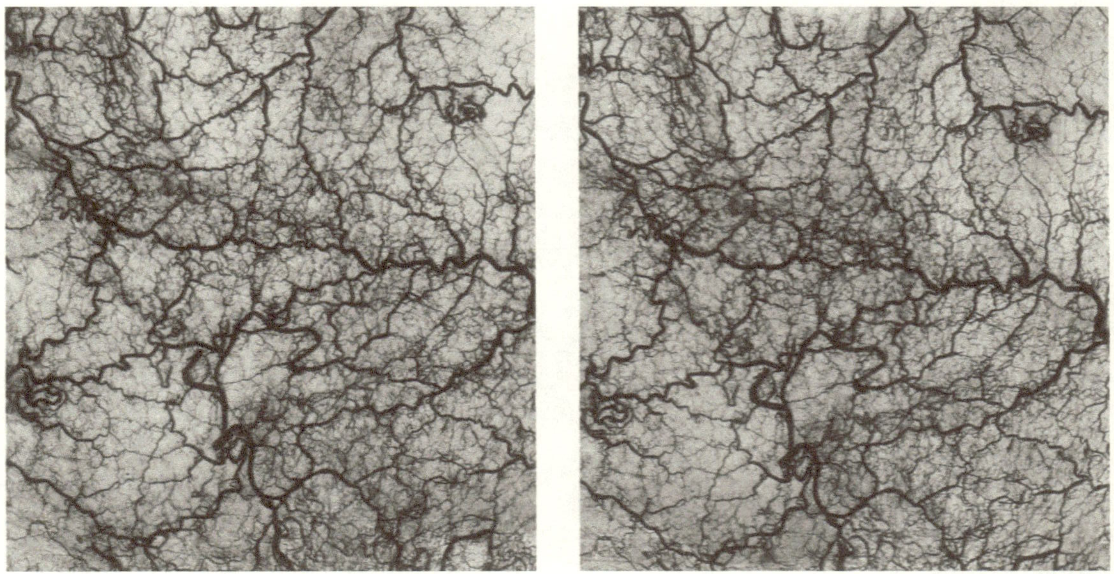

Kniegegend, Mensch.

Verlag Veit & Comp. Leipzig.

Taf. 7.

Fußsohle, Mensch (l. Ferse).

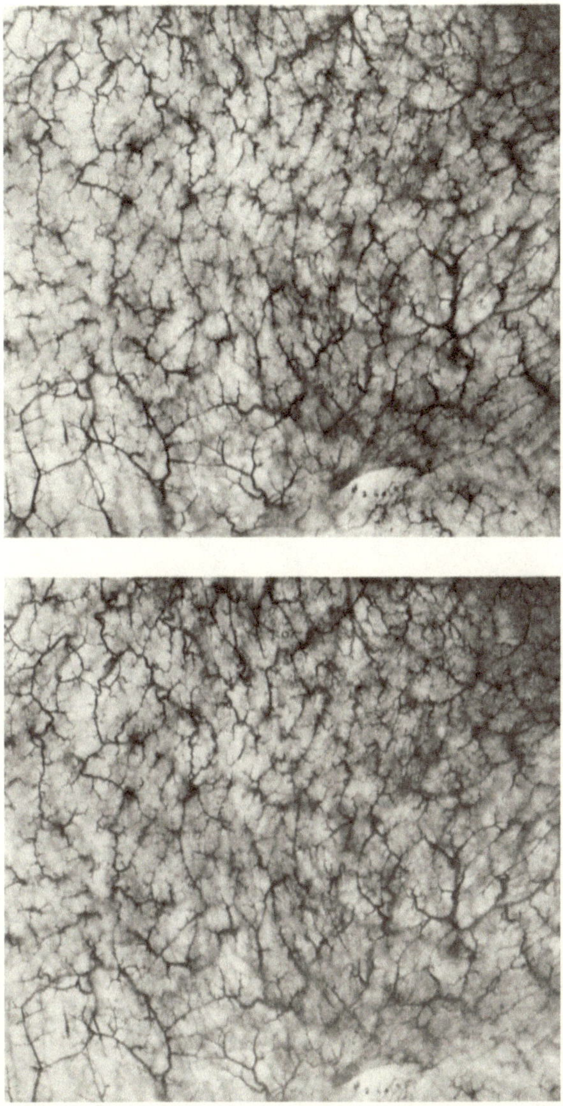

Verlag Veit & Comp. Leipzig.

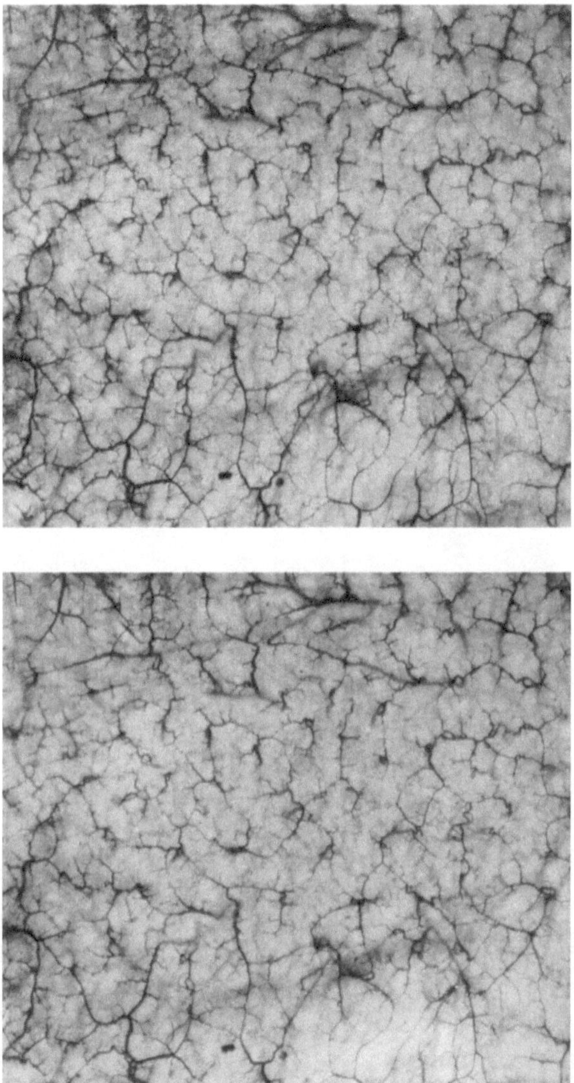

Fußsohle, Mensch (II, Mitte außen).

Verlag Veit & Comp. Leipzig.

Taf. 9

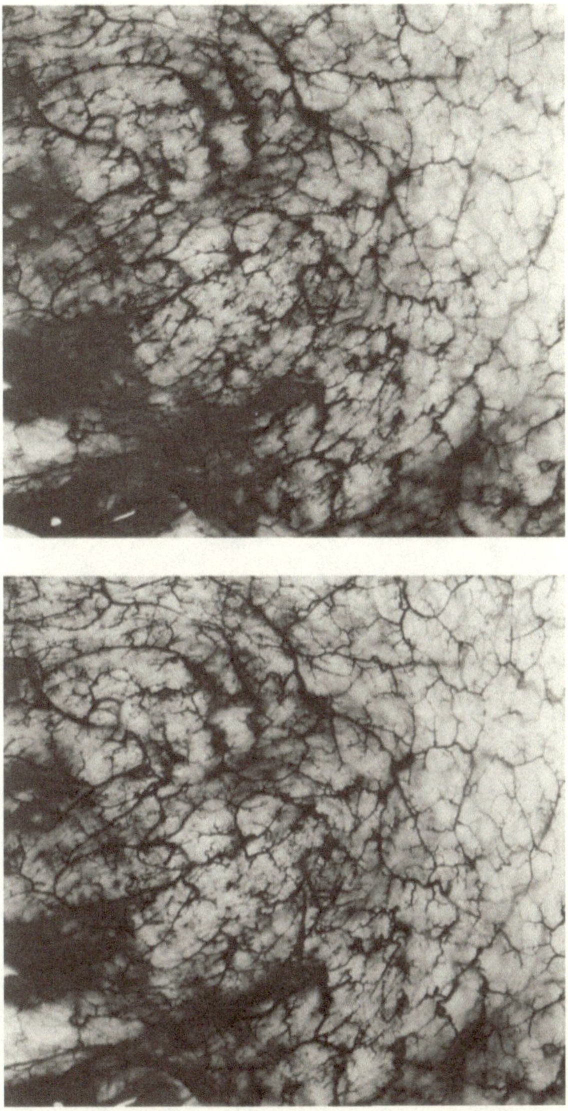

Fußsohle, Mensch (III. Zehenballen).

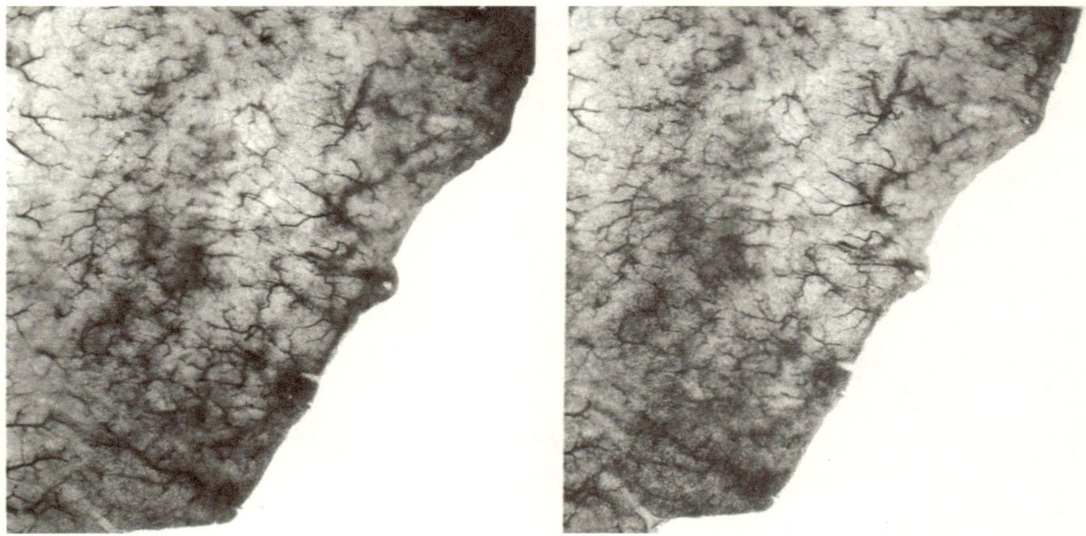

Fußsohle, Mensch (neugeboren).

Verlag Veit & Comp. Leipzig.

Taf. 11.

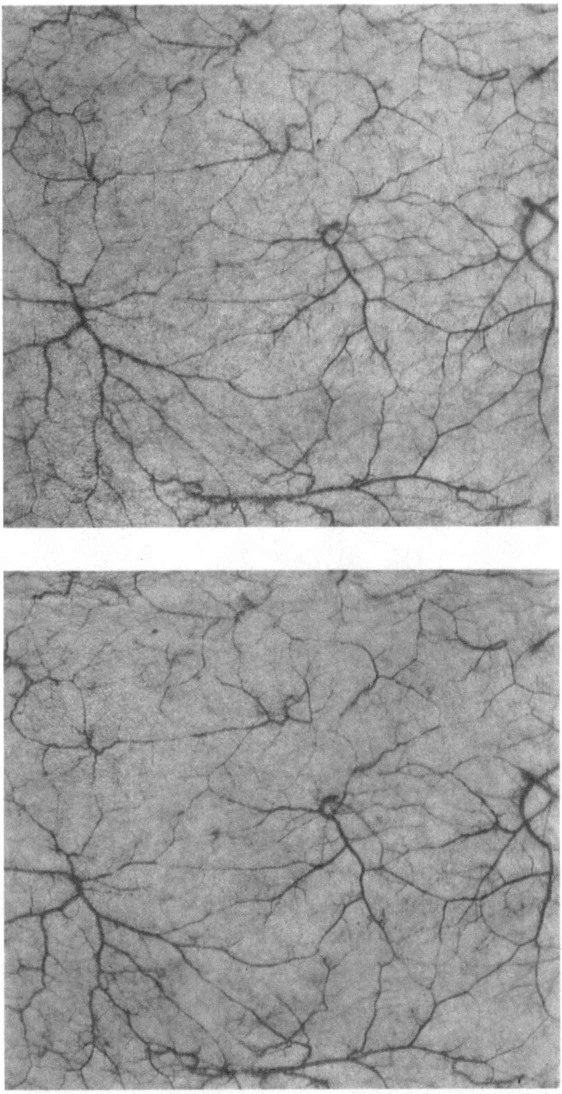

Glutaealregion, Mensch (neugeboren).

Verlag Veit & C^omp., Leipzig.

Taf. 12.

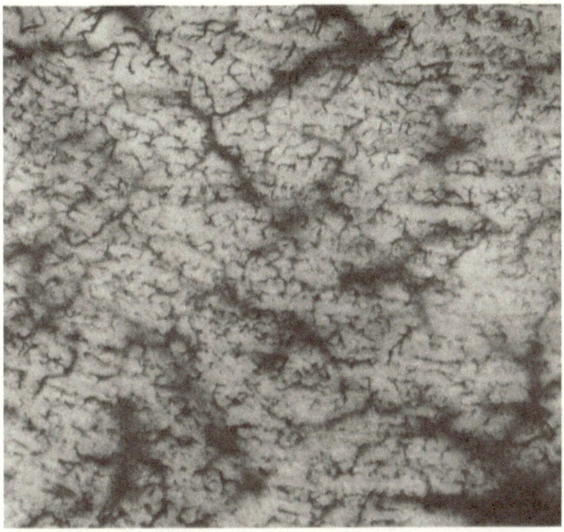

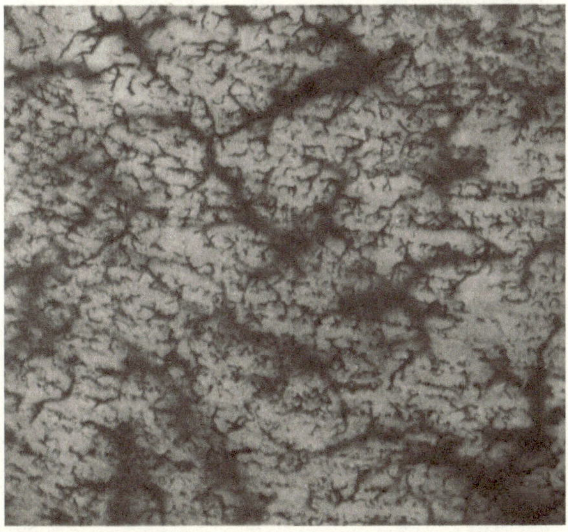

Fußsohle, Mensch, Vergr. 6 fach.

Verlag Veit & C<sup>omp</sup>. Leipzig.

*Taf. 13.*

Glutaealregion, Hund.

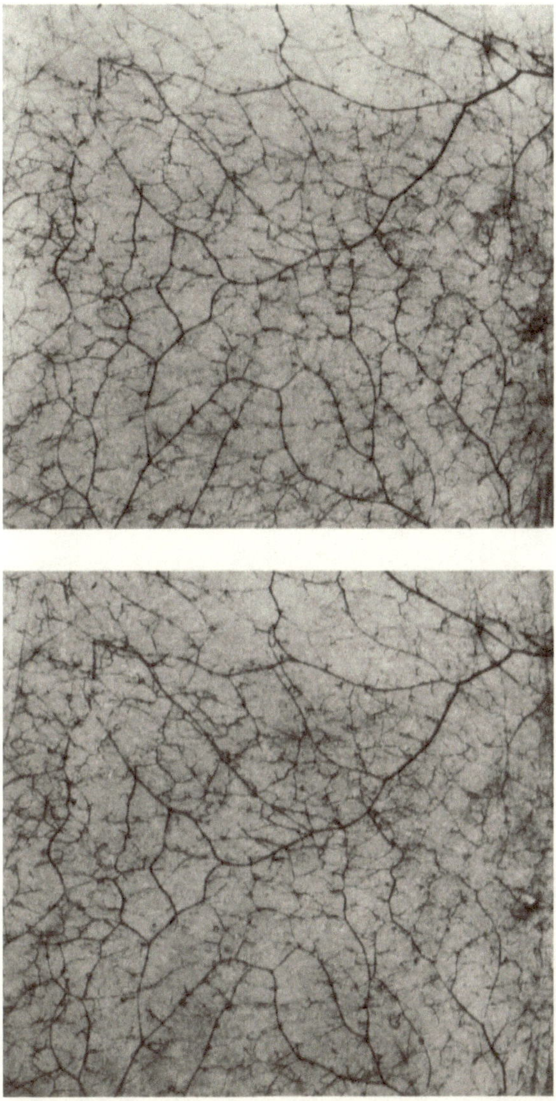

Verlag Veit & Comp., Leipzig.

www.ingramcontent.com/pod-product-compliance
Lightning Source LLC
LaVergne TN
LVHW091731021026
849161LV00003BB/568
* 9 7 8 3 1 1 2 6 9 4 3 5 0 *